TRAITEMENT

DE

LA FIÈVRE INTERMITTENTE

MIS A LA PORTÉE DU PUBLIC.

RAPPORT

A L'ACADÉMIE NATIONALE DE MÉDECINE

SUR LA MÉTHODE DE TRAITER

LES FIÈVRES INTERMITTENTES

DE M. LE DOCTEUR GONDRET

PAR

M. LE DOCTEUR BRICHETEAU.

PARIS — 1850.

IMPRIMERIE DE HENNUYER ET Ce, RUE LEMERCIER, 24.

BATIGNOLLES.

TRAITEMENT

DE

LA FIÈVRE INTERMITTENTE

MIS A LA PORTÉE DU PUBLIC.

J'aurais vivement désiré obtenir, pour mon traitement de la fièvre intermittente, l'approbation que les corps savants ont bien voulu accorder à ma méthode médicale, il y a trente ans. Malheureusement le silence de ces compagnies, sur ma dernière proposition, me prive à la fois d'une faveur que j'ambitionnais et de l'appui dont j'ai besoin pour éclairer le monde sur la bonne nouvelle que je lui apporte.

J'en ai d'autant plus de regret que cette privation m'enlève en même temps le concours si important de l'autorité qui ne peut protéger même les choses les plus utiles, sans l'assentiment des institutions médicales.

Dans l'isolement complet auquel je me suis trouvé réduit, malgré mes démarches pour me procurer quelque assistance, j'ai invoqué le secours de quelques médecins dévoués qui m'ont adressé des pays marécageux des faits de guérison conformes à ceux que j'ai publiés.

J'ai voulu aussi moi-même recueillir des exemples sur les lieux qui engendrent la fièvre intermittente, et à cet effet je suis allé dans un pays qui n'est que trop célèbre par les atteintes qu'il reçoit de ses marais. Grâce au vénérable propriétaire du château du Chêne, près Salbris, en Sologne, j'ai, comme à Paris, réalisé la guérison des fièvres intermittentes par de simples ventouses sèches. Là aussi il s'en est rencontré qui avaient résisté à des traitements réitérés par le sulfate de quinine, et qui ont cédé aux ventouses aussi facilement que le premier accès venu. De plus, j'ai constaté que le même secours a de l'efficacité contre les fièvres rémittentes, ce qui me paraît un bon présage pour l'avenir.

Depuis mon retour de la Sologne, j'ai appris, comme je n'en pouvais douter, que la méthode a été féconde en épreuves heureuses sur les ouvriers du pays et dans d'autres pays marécageux.

Un caractère remarquable de cette méthode consiste dans sa simplicité; or, il en est un autre qui n'est pas moins sensible : c'est que la guérison de la fièvre intermittente se peut faire par le malade lui-même ou par ceux qui l'entourent, sans l'intervention du médecin. — En conséquence de cette simplicité de caractère, que je sais pouvoir s'étendre à un grand nombre d'autres maladies, dans une lettre que j'ai adressée aux différents ministères et aux représentants de l'Assemblée Nationale, j'ai sollicité du Gouvernement la conversion de la profession du médecin en une sorte de magistrature exclusivement rétribuée par l'État. — Si l'on veut favoriser les progrès de la médecine, c'est justice que le titulaire soit assuré d'une existence convenable en même temps qu'il épuise sa santé et sa fortune à l'édification du bien-être social.

NOTE ENVOYÉE PAR L'AUTEUR

Aux Ministres de l'Intérieur, du Commerce, des Travaux publics, de la Guerre et de la Marine, et aux Représentants de l'Assemblée Nationale.

DÉFRICHEMENT.

FIÈVRE INTERMITTENTE.

—∞—

MÉTHODE

Indiquant les moyens de prévenir la Fièvre intermittente.

Pour relever les finances de l'État, on pense à mettre en culture les huit millions d'hectares de terres incultes qui sont en France. Mais nos législateurs se rappellent-ils que le défrichement donne constamment lieu à des fièvres intermittentes? Ces fièvres anéantissent les forces du laboureur, minent peu à peu sa santé et sa constitution. — Un observateur éminent, le docteur Fodéré, a dit à l'occasion des défrichements : « Il est rare que *de quatre travailleurs deux n'y succombent pas.* » Un auteur allemand, Whitling, dit : « Si l'épée a tué des milliers d'hommes, *la fièvre en a détruit des dizaines de milliers.* »

Si l'on s'en rapporte aux statistiques médicales contre la fièvre intermittente, on verra mettre en usage : 1° les sangsues, 2° la saignée veineuse, 3° les vomitifs et purgatifs, 4° les amers, dont le plus efficace, le sulfate de quinine, est d'un prix trop élevé pour que l'ouvrier puisse en user, 5° l'arséniate de soude.

Ces remèdes ont été jusqu'ici de quelque utilité, mais leur action est purement empirique, elle est incertaine ; d'ailleurs, elle accompagne ou détermine l'engorgement des appareils digestif, pulmonaire, circulatoire et nerveux ; par conséquent, la guérison est souvent incomplète, ou même suivie d'accidents graves.

Une expérience de vingt-cinq années a démontré l'efficacité de la Méthode du docteur Gondret, qui paraît rationnelle. L'auteur l'a publiée avec détail dans la deuxième édition de son ouvrage sur l'usage de la flamme à petites dimensions, chez Victor Masson, libraire, place de l'École de Médecine, n° 1, ouvrage dans lequel l'auteur développe son traitement des affections du cerveau, des yeux, de la cataracte, sans opération, etc.

Le docteur Gondret l'a fait connaître aussi par la lettre suivante, qui a été insérée le 30 mai 1848 dans le journal *le Bien public* :

« Si, pour faire cesser la crise financière actuelle, on a recours à
» des perfectionnements agricoles, comme le dessèchement des ma-
» rais, la Médecine pourra devenir un utile auxiliaire, en préservant
» des fièvres intermittentes qu'occasionnent les terres marécageuses.
» Un moyen bien simple, nullement dispendieux, la ventouse sèche,
» suspend le frisson et empêche le développement de l'accès. Il suffit
» de couvrir le dos de quinze à vingt cloches, placées de chaque côté
» de la colonne vertébrale, pendant une bonne demi-heure. Une
» condition essentielle, c'est de les administrer au moment même
» où le frisson se fait sentir. Ce procédé est certain ; il m'a constam-
» ment réussi depuis vingt-cinq ans, et même j'ai appelé, sur ce
» sujet, l'attention de l'Académie des Sciences et de l'Académie
» de Médecine. Il est infaillible, parce qu'il émane d'une loi physique,
» constante, de la pression atmosphérique, dont nous devons la
» connaissance à Galilée. »

L.-F. GONDRET, D^r,

Auteur de la Pommade ammoniacale, des ventouses
et du scarificateur de France, etc.

Il y a urgence : les fièvres sévissent actuellement dans mille pays où elles font des victimes.

Je ne puis donc différer plus longtemps à faire connaître le procédé préventif et curatif de ces redoutables maladies.

Manière d'appliquer la ventouse.

Procurez-vous une vingtaine de cloches à ventouses, depuis quatre à cinq jusqu'à sept centimètres de diamètre. Les petites seront appliquées aux enfants. Au défaut de cloches, servez-vous de verres à vin de Bordeaux, à bords droits.

Imprégnez un pinceau d'une goutte d'esprit de vin, promenez le pinceau sur le fond et les parois internes de la cloche. — Posez la cloche sur la peau près de l'épine vertébrale. Qu'elle fasse un angle presque droit avec le corps du malade. Alors jetez un petit morceau de papier tordu dans le milieu et allumé par le bout opposé aux doigts, couvrez immédiatement la peau de toute la circonférence de la cloche, afin que l'air extérieur ne puisse pas entrer. Appliquez de même les autres ventouses de manière à couvrir la partie postérieure du tronc depuis la nuque jusqu'au bas des reins. Laissez les ventouses en place pendant environ trente à quarante minutes. — Le frisson ne tarde pas à disparaître ; les périodes de chaleur et de sueur n'ont point lieu. On renouvelle l'application lorsque le frisson se présente de nouveau.

Pour retirer les cloches, posez doucement un doigt entre la peau et le contour de la cloche ; vous faites ainsi rentrer l'air sans exciter de douleur.

Paris, le 3 février 1849.

L.-F. GONDRET, D.-M.-P.,
Rue Saint-Honoré, 343.

— Les personnes qui auraient des observations à me faire sur ce mode de traitement sont invitées à m'écrire, en affranchissant leurs lettres.

CONSÉQUENCES DES PHÉNOMÈNES DU VIDE OU VENTOUSES
DANS LES FIÈVRES INTERMITTENTES.

DÉTERMINATION
De la nature et du siége de quelques-unes de ces Fièvres.

Les phénomènes du vide sur la peau sont les suivants :

1° L'état de la cloche démontre que sa température s'est élevée au-dessus de celle de l'air ambiant.

2° Les parois internes présentent des traces visibles de l'exhalation cutanée, à l'état de vapeur et à l'état liquide.

3° La tumeur de la peau a une couleur rouge plus ou moins foncée, produite par l'afflux d'une certaine quantité de sang artériel, de sang veineux et de lymphe.

4° Cette partie de la peau est légèrement endolorie.

5° La peau offre assez souvent des phlyctènes plus ou moins nombreuses, remplies d'une sérosité rougeâtre. — Ce sont de véritables vésications, phénomène d'autant plus important qu'il exprime une puissante dérivation, et que cette dérivation s'est opérée sans l'intervention d'aucun agent irritant ou vénéneux. Combien ce moyen si simple, si rapide, n'est-il pas préférable à la plupart des agents par lesquels on produit la rubéfaction et la vésication !

Remarquons qu'en même temps que ces phénomènes se sont développés à la peau, le frisson s'est évanoui ; les périodes de chaleur et de sueur, qui avaient suivi le frisson dans le premier accès, n'ont point lieu et ne se représentent plus.

Or, par son développement complet, l'accès de fièvre annonce un grand trouble dans la distribution du calorique et du sang. Ce trouble est un caractère essentiel de la fièvre d'accès.

Outre les trois stages ou périodes de la fièvre, il y a souvent des symptômes concomitants qui diffèrent suivant l'organe qui est lésé.

Se rencontre-t-il, avec l'accès, de la douleur, de la chaleur, de la pesanteur à la tête avec vertiges, somnolence ou coma ?

Le siége de la fièvre intermittente affecte le cerveau.

2° Mais si, au lieu de symptômes cérébraux, la fièvre est accompagnée de toux, d'oppression, de crachement de sang, etc., il est évident que le siége est au poumon.

3° S'il y a douleur au cœur, à la région précordiale, des palpitations, de la gêne dans la respiration, alors le siége de la fièvre est au cœur.

4° D'autres fois, il y a engourdissement, torpeur, faiblesse dans les mouvements, etc., c'est un exemple de fièvre intermittente par lésion de la moelle épinière.

5° Quelquefois, ces derniers symptômes sont suivis d'une faiblesse de la vision avec dilatation des pupilles, et d'une altération des phénomènes auditifs, etc., alors c'est une fièvre intermittente affectant le système cérébro-spinal. Tous ces modes de lésion, quelque dénomination qu'on leur donne, se dissipent soudainement et sans retour par l'effet complexe des ventouses sèches, rarement scarifiées, posées le long de la colonne vertébrale. Nous avons été conduit à cette pratique par les résultats que nous obtenons depuis 40 ans de la ventouse scarifiée à la nuque dans les affections *cérébro-sensoriales* intenses, et de la ventouse scarifiée au dos contre les différentes affections aiguës de la moelle épinière, du cœur et du poumon.

Voilà les principaux traits de fièvres intermittentes que j'ai observées ; elles peuvent avoir leur siége spécial dans toutes les parties du corps. On a vu une sonde introduite dans la vessie produire la fièvre intermittente. — M. Piorry place le siége ordinaire de cette affection dans la rate, à cause du gonflement que cet organe éprouve pendant ou après certains accès, principalement en présence du sulfate de quinine.

Or, l'anatomie apprend que, dans les exemples trop communs où la maladie est funeste, on trouve dans les principaux viscères et dans leurs siéges respectifs des effets variés de la lésion des vaisseaux capillaires et des parties les plus ténues des organes, du ramollissement, des collections séreuses, etc., tous phénomènes en rapport avec le trouble de la circulation dont la fièvre est la trop fidèle image.

Voyez mon *Traité de la Flamme à petites dimensions*, 2ᵐᵉ édition.

J'ai constaté dans Paris et dans la Sologne que la dérivation au dos par le vide a modifié ou dissipé des fièvres *rémittentes* ; mais jusqu'ici je ne possède pas un nombre suffisant de faits pour en tirer des inductions générales. Il est à désirer que cette pratique jette, avec le temps, une lumière plus vive sur ce sujet, occurrence d'autant plus importante que ces maladies ont un caractère fort grave, puisqu'elles sont le type des fièvres dites typhus, typhoïdes, fièvre jaune.

Le choléra arrivant à Paris, je n'hésiterais pas à couvrir le dos de ventouses sèches jusqu'à ce que le frisson se fût dissipé ; — les crampes de l'estomac et des membres, je les combattrais par l'application de nombreuses vésications d'un centimètre de diamètre faites sur la région large de l'estomac avec la pommade ammoniacale, — et je promènerais sur tous les membres la flamme à petites dimensions. — J'hésiterais d'autant moins à adopter cette pratique qu'elle m'a réussi sous une forme moins développée, et que je sais qu'en France et en Belgique on a tiré un grand parti contre cette terrible maladie de l'application de la pommade ammoniacale employée en frictions sur tout le corps et en petites vésications locales.

L. F. GONDRET, D^r Mⁿ Pⁿ.,

Fondateur de la Clinique des maladies du cerveau et des yeux, à l'Hôtel-Dieu de Paris, pendant les années 1831, 1832 et 1833.

CARACTÈRE DU VIDE OU DE LA VENTOUSE.

Le vide représente un véritable levier de la seconde espèce : *la puissance* s'exerce sur toute la périphérie du corps et sur toutes les surfaces en contact avec l'air atmosphérique, là peau, les muqueuses nasale, buccale et bronchique ; *le point d'appui* est sur un ou plusieurs points de la peau et en raison du nombre de ventouses ; *la résistance* est au centre, c'est-à-dire dans tous les organes de la circulation, tant générale que capillaire. Ainsi la périphérie du corps est à la fois le siége de la *puissance* et celui du *point d'appui*, avec cette différence que la *puissance* est une cause générale, permanente, qui domine constamment la circulation, tandis que le *point d'appui* est partiel, momentané, d'une durée plus ou moins restreinte et limitée au besoin de l'indication. — *La résistance* appartient aux liquides circulant plus ou moins librement, du centre du corps à la circonférence ; elle est plus grande dans les organes engorgés, plus ou moins indurés ; elle est aussi relative à l'étendue des surfaces soumises au vide, vers lesquelles la *puissance* imprime aux liquides une direction convergente et éliminatrice.

Quel que soit le point de la circonférence sur lequel s'opère le vide, la *puissance* produit une dérivation qui tend à libérer la partie affectée de la pression sanguine ; toutefois il convient de faire choix, pour le lieu d'élection du vide, des places qui ont le rapport le plus direct avec les centres de la circulation. — Ainsi, dans une fièvre intermittente accompagnée de symptômes *cérébraux* ou de symptômes *thorachiques*, les ventouses sèches appliquées sur le tronc et les membres modifieront certainement l'accès de fièvre ; mais il y a plus de chances de triompher complétement de la maladie en fixant à la nuque *une ventouse scarifiée contre les symptômes cérébraux* et en la plaçant *au dos contre les symptômes dénonçant les lésions des bronches, du poumon et du cœur.* La présence des symptômes cérébraux se peut rapporter aux fièvres appelées, par les auteurs, algides, syncopales, soporeuses, etc. Dans ces occurrences il est indispensable de placer la ventouse scarifiée à la nuque avant et même au commencement de la période du froid, ou au dos contre les symptômes qui se rapportent au poumon et au cœur. Il y a de tous ces effets une raison anatomique facile à apprécier. — La dérivation qui s'obtient par le vide, à la suture lambdoïde, derrière l'oreille et à la nuque, émane de tous les vaisseaux capillaires de ces régions, et particulièrement des anastomoses des artères occipitales et spinales avec les *artères cervicales*, avec les *vertébrales*, et par celles-ci avec le *cercle entier de Willis*, c'est-à-dire avec toutes les *artères de la tête* ; et la dérivation qui se fait au dos provient des anastomoses des mêmes *artères spinales* avec les *artères bronchiques, cordiaques, œsophagiennes, intercostales*, etc., d'où résulte nécessairement le dégagement des bronches, des poumons, du cœur, etc.

La puissance de ce levier explique la proposition que j'ai démontrée dans le mémoire que j'ai lu à l'Académie royale des Sciences en **1818**, savoir : que la ventouse triomphe de toute affection naissante qui se rapporte à la pléthore, à l'inflammation et à l'hémorrhagie. Depuis cette époque j'ai constamment obtenu les mêmes résultats. De plus, j'ai constaté, dans toute rencontre, que ce même mode de médication efface l'accès de fièvre intermittente, et qu'il ne peut en être autrement, à moins qu'on ne néglige son usage, dans les conditions convenables. Enfin, pendant la crise actuelle du choléra j'ai constaté que la ventouse scarifiée, placée sur la région de l'estomac, efface les douleurs, les crampes de cette région et les vomissements, et que, mise au dos, elle délivre les poumons et le cœur de la gêne extrême de ces organes. — Ainsi l'application de la loi physique de la pression atmosphérique (due à Galilée) donne véritablement à la médecine le caractère des sciences exactes.

M. le Dr Bricheteau, président de l'Académie de Médecine, a lu le 26 mars dernier devant cette société un rapport qui confirme le pouvoir de la ventouse contre les fièvres intermittentes. Ce rapport doit être discuté prochainement. Pendant ce délai ont surgi de nouveaux faits qui justifient ceux que je recueille depuis trente ans.

1er mai 1850.   L. F. GONDRET, Dr Mn Pn.

Paris. — Imprimerie Dowley-Dupré, rue Saint-Louis, 46, au Marais.

RAPPORT

A L'ACADÉMIE NATIONALE DE MÉDECINE

DE TRAITER LES FIÈVRES INTERMITTENTES

DE M. LE DOCTEUR GONDRET

Par M. le docteur BRICHETEAU.

Le 18 août 1848, M. le ministre de l'agriculture et du commerce consulta l'Académie sur la valeur d'une méthode thérapeutique proposée par M. Gondret, médecin à Paris, contre les fièvres intermittentes, et qui consiste dans l'application des ventouses au moment de l'invasion de l'accès fébrile. Plus tard, et par suite de l'impossibilité dans laquelle s'était trouvé un de nos collègues d'appliquer le moyen proposé par M. Gondret, nous avons été chargé, M. Bouillaud et moi, de faire des expériences sur ce nouveau fébrifuge. Nous venons aujourd'hui vous rendre compte du résultat de ces expériences, résultat presque uniquement obtenu sur des récidives de fièvres intermittentes de divers types, de Sologne ou d'Afrique; car, ainsi que vous le savez, messieurs, les fièvres intermittentes simples sont rares à Paris.

Pour déterminer l'importance et l'utilité de l'agent thérapeutique proposé par notre confrère, il nous a paru convenable, d'abord, d'examiner jusqu'à quel point il avait eu l'initiative de la médication qu'il propose. Nos recherches, à cet égard, nous ont fait connaître que dans plusieurs mémoires, publiés il y a près de vingt ans par l'auteur, particulièrement dans ceux où il traite de la dérivation et de l'emploi de la flamme, il avait constaté qu'en traitant les maladies des yeux par les ventouses, il avait obtenu la guérison de plusieurs fièvres intermittentes qui compliquaient ces maladies. — Plus tard (il y a quatorze ans) une circonstance analogue vint révéler à M. Van Mons, de Bruxelles, la même action thérapeutique des ventouses[1]. Un jeune homme de vingt ans était depuis quatre mois affecté de fièvre intermittente tierce, qui ne fut pas traitée. Au moment de son entrée à l'hôpital, on reconnut qu'à la partie supérieure de la région dorsale du rachis existait une douleur vive développée par la pression sur les apophyses épineuses. On fit appliquer sur ce point six ventouses scarifiées, puis on les recouvrit d'un cataplasme arrosé de laudanum. Cette seule application suffit pour enlever à la fois la douleur et la fièvre intermittente.

Chez un homme de cinquante-deux ans, atteint depuis trois semaines de fièvre quotidienne, qui présentait une vive douleur à la pression à la partie supérieure du dos, une première application de ventouses diminua l'accès ; une seconde, faite le lendemain, fit disparaître la fièvre. — Une femme de trente ans était affectée, depuis quinze jours, d'une gastro-laryngo-bronchite et de fièvre intermittente quotidienne. — L'affection inflammatoire fut combattue par des moyens appropriés ; et lorsque l'irritation de l'estomac eut cessé, on s'occupa de combattre la fièvre intermittente. — Le premier jour, 12 grains de sulfate de quinine n'arrêtèrent pas l'accès ; le lendemain et le surlendemain 15 grains, et le quatrième jour 20 grains, restèrent sans effet ; chaque jour la fièvre revint avec la même intensité. Ce fut alors qu'on résolut d'appliquer au haut de la région dorsale de l'épine les ventouses scarifiées, dans un point où la pression déterminait une vive douleur. Ce jour-là il n'y eut point d'accès, et le lendemain une nouvelle application de ventouses prévint le retour de la maladie.

M. Gondret a fait remettre à la Commission, pour appuyer la demande d'appréciation qu'il a faite à M. le ministre du commerce, quatorze documents attestant l'efficacité des ventouses contre les fièvres intermittentes. Parmi ces documents, recueillis en 1847 et 1848, se trouvent des observations de l'auteur, des lettres qui lui ont été adressées des départements ; l'une de M. Des Coudrées, propriétaire en Sologne, que M. Gondret avait engagé à faire des essais sur des fébricitants de ce pays, qui ne pouvaient se procurer du sulfate de quinine ; deux observations d'un médecin de Paris (M. Fleutiaux) ; enfin trois faits qui confirment les bons effets des ventouses

---

[1] Fièvres intermittentes guéries par l'application des ventouses scarifiées sur la région dorsale (*Revue médicale*, septembre 1848).

dans la cure des fièvres intermittentes, recueillis avec une remarquable intelligence par un officier de marine. Tout en accordant à ces documents la confiance qu'ils méritent, vos commissaires, messieurs, ne les ont considérés que comme des renseignements, et n'ont basé leur rapport que sur les expériences suivantes :

Premier fait. — Un menuisier de trente-neuf ans avait eu par deux fois, il y a cinq ans à Paris, une fièvre intermittente, qu'on avait guérie par le sulfate de quinine. En juillet 1848, il se rendit en Sologne, pour travailler à la construction des ateliers nationaux. Il y contracta, à plusieurs reprises, une fièvre intermittente quotidienne, que l'on combattit avec succès par le sulfate de quinine. Une dernière rechute l'engagea à quitter le pays. Dix jours après son arrivée à Paris, il fut repris du même accès de fièvre quotidienne, dont les trois stades duraient de dix heures du matin à trois heures du soir, et étaient précédés de coliques et de vomissements bilieux. A dater du quatrième accès, cette fièvre devint tierce. — Le 16 septembre, à l'invasion du septième accès, on appliqua au malade (entré le 12 à l'hôpital) quinze ventouses sèches sur la région dorsale de la colonne vertébrale. — Dans l'espace de moins d'un quart d'heure le frisson cessa et l'apyrexie devint complète par la cessation de la chaleur et de la sueur ; le malade se trouvait parfaitement bien avant la fin du jour. Les 17, 18, 19, 20, 21, 22, la fièvre ne reparut pas. Il sortit le 23, la rate fut hypertrophiée, mais sans que le malade en ressentît aucune souffrance.

Deuxième fait. — Un homme de vingt ans, venant de Sologne, où il avait travaillé au canal de la Sauldre, entra à l'hôpital le 9 septembre 1848. Il avait eu dans cette contrée marécageuse, après avoir couché sous une tente et sur un peu de paille, une fièvre intermittente quotidienne, qui avait cela de particulier que le frisson durait cinq ou six heures, tandis qu'il n'y avait que peu de chaleur et à peine de la sueur. Cette fièvre récidiva trois fois, après avoir été guérie par le sulfate de quinine.

Revenu à Paris le 18 septembre, ce malade fut atteint et guéri plusieurs fois de cette même fièvre par le même moyen. Une dernière récidive, c'était la sixième, le fit entrer à l'hôpital. — On constata une fièvre quotidienne, qui revenait tous les jours de quatre à cinq heures du soir, sans aucune lésion de la rate ; elle durait jusqu'au lendemain six heures. — Le 8, on appliqua vingt ventouses sèches sur le trajet de la colonne vertébrale au moment du frisson, qui ne tarda pas à cesser ; la chaleur et la sueur avortèrent.

Le 9 pas de fièvre.

Le 10, application de vingt ventouses à l'heure où venait la fièvre.

Le 12, apyrexie.

Le 13, l'accès reparaît à 5 heures ; on applique vingt nouvelles ventouses qui l'arrêtent aussitôt.

Les 14, 15, 16, 17, et 18 point d'accès. Sortie le 19.

Troisième fait. — Un journalier de cinquante-sept ans, qui était également venu en Sologne pour travailler à la terrasse, y contracta, en septembre 1848, une fièvre quarte qu'on traita sans succès, pendant six semaines, par le sulfate de quinine, et qui céda à une première application de ventouses sèches le long de la colonne vertébrale.

Revenu à Paris dans le courant de novembre, cet homme fut atteint d'une fièvre tierce très-régulière, avec les trois stades et un léger engorgement de la rate, revenant vers midi. — Le 7 janvier 1849, il entre à l'hôpital pour y être traité de cette fièvre ; elle ne cessa de revenir tous les jours, jusqu'au 20, jour où l'on appliqua pendant l'apyrexie des ventouses sèches de chaque côté de la colonne vertébrale ; la fièvre n'est pas revenue, et le malade est sorti le 30.

Quatrième fait. — Un menuisier de 19 ans avait travaillé à la terrasse en Sologne pendant huit mois, sans être atteint de fièvres intermittentes ; il entra à l'hôpital Necker le 21 juin, pour y être traité d'une fièvre quotidienne, avec un engorgement considérable de la rate.—Le 22, la maladie fut bien constatée.—Les trois stades duraient trois heures et demie. La fièvre étant revenue le 23, on fit l'application de vingt ventouses le long de la colonne vertébrale, avant l'invasion de l'accès qui ne parut pas. — Le 24, on l'observa de nouveau ; vers le soir, elle revint en tierce, jusqu'au 18, jour où l'on appliqua quinze nouvelles ventouses. — Le 30, nouvelle application de dix ventouses scarifiées, qui réduit de beaucoup l'accès, sans le faire cesser.

Le 1er juillet, retour de la fièvre à minuit. — Le 3 juillet, quinze nouvelles ventouses scarifiées sont appliquées sur le trajet de la colonne vertébrale ; la fièvre disparaît jusqu'au huitième jour, où l'on fit encore l'application de vingt nouvelles ventouses, qui supprima un stade seulement de la fièvre (la chaleur). — Le 10, nouvel accès sans chaleur. — Le 12, application de nouvelles ventouses sèches qui supprime le frisson, mais laisse subsister la chaleur et la sueur. — Le 14, la fièvre manque. — Le 15, elle reparaît ; on se décide alors à donner de fortes doses de quinine, qui y mettent fin.

Cinquième fait. — Un journalier de vingt-quatre ans, qui était allé travailler à la terrasse quinze jours seulement en Sologne, entra à l'hôpital Necker dix mois après (le 9 juillet 1849), pour y être traité d'une fièvre tierce qui l'avait atteint à la fin du mois de mai. L'accès complet ne durait guère que deux ou trois heures, pendant les cinq semaines qui séparèrent l'invasion de la maladie de l'entrée à l'hôpital; ce malade avait pris inutilement des pilules de sulfate de quinine dont, à la vérité, il n'indique pas la dose. Il a le teint blafard et jaunâtre des fiévreux ; la rate est considérablement tuméfiée, mais le ventre n'est ni dur, ni douloureux à la pression; l'appétit est satisfaisant et les digestions se font bien.

Le 9, on constate la fièvre, qui survient dès le matin et dure trois heures.

Le 10, pendant l'apyrexie, on applique huit ventouses scarifiées à la région splénique.

Le 11, l'accès revient dès sept heures du matin et dure encore trois heures.

Le 12, huit nouvelles ventouses sur la région splénique.

Le 13, L'accès manque.

Jusqu'au 18, l'apyrexie est complète ; nul accès ne se manifeste, et l'on observe que la rate est beaucoup diminuée de volume. Mais à une heure de l'après-midi survient un accès, à l'origine duquel on applique vingt ventouses sèches sur les côtés de la colonne vertébrale et huit à la région splénique. Le frisson dure à peine trois quarts d'heure, et le dernier stade était terminé à quatre heures. Cet accès fut le dernier, et le malade sortit guéri au bout de huit jours.

Sixième fait.—Un ouvrier paveur, âgé de quarante-cinq ans, entra à l'hôpital Necker le 5 septembre 1849; il avait été atteint le 16 août d'une fièvre intermittente d'abord tierce, mais qui était ensuite devenue quotidienne. On administra, le 11 septembre, après six jours d'expectation, du vin de quinquina sans succès ; puis on eut recours à l'acide arsénieux, à la dose de 1 centigramme dans une potion. Cette potion ayant donné lieu à de graves accidents, tels que de la diarrhée, des coliques, un refroidissement des extrémités, etc., on dut y renoncer. La fièvre, après avoir cessé, reparut le 30 septembre dans l'après-midi, puis revint le premier et le deuxième jour, où l'on fit une application de vingt ventouses le long de la colonne vertébrale, au moment du frisson. L'accès ne revint pas le lendemain. Il ne tarda pas toutefois à récidiver, et, par erreur, on eut recours au sulfate de quinine, au lieu d'appliquer de nouvelles ventouses : le malade sortit guéri.

Septième fait.—Un serrurier, âgé de trente-six ans, qui avait eu plusieurs fois la fièvre intermittente, en Afrique, et y avait été traité avec succès par le sulfate de quinine pendant sept ans, entra à l'hôpital Necker le 11 septembre 1849 ; depuis quatre jours, il avait une fièvre quotidienne qui revenait à onze heures du matin, et durait seulement de deux à trois heures.

Le 12, on appliqua, pendant le frisson, vingt ventouses sèches le long de la colonne vertébrale : le premier stade de la fièvre fut immédiatement supprimé.

Le 13, l'accès manqua ; 12 ventouses sèches aux cuisses, pour combattre un peu la céphalalgie.

Le 14 et le 15 apyrexie. Le malade fut guéri le 16.

Huitième fait. — Une fille de vingt-six ans, qui était à l'hôpital depuis six semaines, fut prise dans sa convalescence, le 9 juillet 1849, d'une fièvre quotidienne qui revenait à quatre heures du soir, et durait environ trois heures.

Le 11, après avoir bien constaté la maladie pendant deux accès, on appliqua douze ventouses le long de la colonne vertébrale : le frisson seul fut abrégé.

Le 13, nouvel accès : nouvelle application de ventouses.

Le 14, la fièvre persiste dans son retour.

Le 15, vingt nouvelles ventouses scarifiées sont appliquées pendant le frisson, qui ne dure qu'une demi-heure ; les deux autres stades diminuèrent en proportion.

Le 16 et les jours suivants, la fièvre cesse entièrement.

Neuvième fait. — Un garçon charpentier, âgé de dix-sept ans, fut atteint de fièvre quotidienne, après avoir travaillé au terrassement du chemin de fer d'Orléans à Tours. Cette fièvre revenait constamment à deux heures de l'après-midi, et durait environ trois heures. Le premier stade n'était que d'une heure ; la céphalalgie, qui accompagnait l'accès, se prolongeait dans l'apyrexie. La rate était hypertrophiée ; le malade était sans appétit ; et cette fièvre, au dire du malade, durait depuis deux mois, quand il entra à l'hôpital.

Le 11 septembre, au moment de l'invasion de l'accès, vingt ventouses furent appliquées le long de la colonne vertébrale. Du 11 au 15, la fièvre n'a pas reparu, et ce jour, il est sorti, malgré nos instances pour le conserver quelques jours de plus.

Dixième fait. —Une domestique, âgée de vingt-sept ans, entrée à l'hôpital Necker en février 1850, avait quelques symptômes de fièvre inflammatoire, pour laquelle on lui pratiqua une saignée. Elle eut, le 4 février, un accès assez fort et complet de fièvre intermittente, qui se répéta le lendemain à la même heure. On lui administra 50 centigrammes de sulfate de quinine.

Mais ce médicament n'ayant pas été convenablement toléré, on prescrivit, à l'extérieur, des frictions avec le sel fébrifuge, à la dose de 1 gramme 50 centigrammes. Ces frictions, commencées le 10 et continuées jusqu'au 24, n'ayant pas eu de succès, on prescrivit, le 26, vingt ventouses le long de la colonne vertébrale : le frisson cessa au bout d'un quart d'heure, et tout l'accès, qui durait environ quatre heures, cessa bientôt après. Le 27, quinze nouvelles ventouses furent appliquées, une demi-heure après l'invasion de l'accès, sans frisson.

Le 28, frisson d'une demi-heure, avec chaleur légère, sans sueur.

Le 1ᵉʳ mars, quatre ventouses scarifiées à la nuque pour combattre la céphalalgie, ce qui n'empêche pas la fièvre de revenir.

Le 2, la malade étant à l'époque de ses règles, on applique quatre ventouses scarifiées à la partie interne des cuisses.

Le 3, accès court et incomplet.

Le 4, les règles surviennent et coulent d'abord abondamment, puis cessent au bout de quatre jours, mais reviennent après l'application de nouvelles ventouses aux cuisses et de sangsues aux grandes lèvres.

A compter du 8, la fièvre cesse et la malade sort guérie le 12.

Nous pourrions joindre à ces faits plusieurs autres, dans lesquels l'action des ventouses n'a pas été moins efficace contre les accès de fièvre intermittente, et particulièrement deux observations recueillies à la clinique de M. Bouillaud ; nous pourrions aussi en rapporter quelques-uns où cette médication a échoué plus ou moins complétement et n'a fait que réduire les accès, les transformer, en changer le type, et pour la cure desquels il nous a fallu recourir à de fortes doses de sulfate de quinine ; mais cette particularité ne nous paraît point infirmer l'action avantageuse des ventouses ; pas plus que l'effet heureux de ce moyen, dans un cas que nous avons rapporté plus haut, n'infirme la propriété fébrifuge du quinquina, qui avait échoué dans un cas analogue.

Comme il s'agissait d'expérimenter un remède en quelque sorte empirique, nous avons dû raconter brièvement les faits et omettre de mentionner plusieurs phénomènes généraux ou locaux que présentaient les malades, parce qu'ils ne contre-indiquaient en rien l'emploi du moyen. Ici le fait principal, c'était la fièvre d'accès qu'il fallait établir ; c'est ce que nous avons toujours eu le soin de faire avant d'agir, et en le dégageant d'accessoires inutiles qui eussent allongé ce rapport, déjà trop étendu peut-être.

On peut, d'une manière générale, classer l'action des ventouses dans les fièvres intermittentes, au nombre des médications déri-

vatives et perturbatrices, et l'assimiler aux émétiques, aux vésica-
toires, aux affusions effusoires froides, etc., qui, dans certaines
circonstances, ont mis fin à des fièvres intermittentes qui avaient
résisté à un grand nombre de moyens actifs; mais il faut ajouter
que la ventouse est une application plus prompte, plus facile, presque exempte de douleur, et qu'elle n'entraîne aucun des inconvé-
nients qu'on pourrait reprocher aux moyens dont nous venons de
parler. L'effet le plus ordinaire de cet agent, dès la première application, est de faire *cesser brusquement le frisson initial, ou d'en
réduire singulièrement la durée;* de modifier, à la seconde application, les deux autres stades de la fièvre, et, finalement, d'en empêcher promptement le retour, pour un temps plus ou moins long
du moins. Nous sommes d'ailleurs dans l'impuissance de déterminer ce temps, ayant complétement, après leur sortie de l'hôpital,
perdu de vue les malades que nous avons traités.

Que si maintenant nous entrons plus profondément dans l'ana-
lyse des éléments de la médication fébrifuge et perturbatrice sou-
mise à notre examen, nous trouvons :

1° Que la ventouse soustrait au corps humain une certaine quantité de calorique, alors que la chaleur animale est concentrée à
l'intérieur et que le malade est tourmenté par une grande chaleur
morbide et une soif considérable. Cette soustraction de calorique
est démontrée par la température de l'air contenu dans la cloche,
qui est supérieure à celle de l'atmosphère.

2° Qu'il se produit en même temps une énorme tuméfaction de
la peau, qui devient d'un rouge intense ou violacé, ce qui indique
une congestion sanguine des plus fortes, qui disparaît lentement
et dure plusieurs jours. Si l'on ajoute à cette congestion un sen-
timent de pression douloureuse, on aura la mesure d'une forte dérivation exercée à la surface de la partie ventousée.

3° Que, sans parler même du sang des incisions faites par le scarificateur, on observe dans la ventouse sèche une certaine quantité
de liquide aqueux ou de vapeurs provenant des fluides perspira-
toires dont l'exhalation est manifestement augmentée ; cette soustraction de fluide sanguin et séreux a tous les avantages d'une
double saignée capillaire et agit à la fois comme dérivative et spo-
liative.

4° Que, dans le cas où les ventouses sont bien appliquées, elles
produisent des phlyctènes pleines de sérosité sanguinolente, se dé-
veloppant après l'enlèvement de la cloche. Ce sont de petits vési-
catoires qui se multiplient en raison du nombre des ventouses ; les
vésications produites par le vide n'ont d'ailleurs aucun des incon-

véniens des épispastiques âcres et vénéneux ordinairement employés.

5° Enfin, que toutes ces dérivations réunies ont pour objet de combattre les congestions des viscères splanchniques, qui jouent un grand rôle dans les fièvres intermittentes.

Quelle que soit, au surplus, l'opinion qu'on ait sur l'action des ventouses dans la curation des fièvres intermittentes, les expériences thérapeutiques dont nous venons de vous rendre compte viennent confirmer la plupart des faits que M. Gondret a recueillis et qu'il a soumis à votre approbation.

En conséquence, nous vous proposons de répondre à M. le ministre du commerce :

1° Que les résultats favorables obtenus par les commissaires que vous avez nommés pour examiner la méthode thérapeutique de M. Gondret contre les fièvres intermittentes, font désirer que des expériences plus nombreuses soient faites sur cette méthode, sur un plus grand théâtre, et dans les contrées où ces fièvres sont endémiques ; 2° que *l'utilité de ces essais d'un moyen simple, prompt et économique de guérison est d'autant mieux fondée* que le sulfate de quinine, presque exclusivement employé à la cure des fièvres intermittentes, est devenu plus cher et se trouve souvent sophistiqué, quand il n'est pas hors de la portée des malades pauvres et privés de tout autre secours efficace.

Ce rapport est remarquable à plusieurs égards. Il est l'exposé simple et naïf des exemples de fièvre intermittente combattue par la méthode du vide. — Si, d'une part, cette relation confirme les principaux résultats que j'ai recueillis depuis environ trente ans (les premiers faits de ma pratique remontent à l'année 1821), il rapporte aussi les circonstances où les effets sont restés incomplets. — Ces différences tiennent essentiellement : 1° à ce que le médecin d'un hôpital n'a pas le loisir d'exécuter lui-même la médication du vide au degré précis que réclament l'espèce et le degré de la fièvre ; 2° à ce que cette médication est exécutée par un homme qui peut être habile et zélé, mais qui est dépourvu des connaissances nécessaires pour donner à l'opération le degré d'intensité que réclament la nature de la fièvre et sa complication. En conséquence, il est tout à fait indispensable que la prescription du médecin soit exécutée par un élève instruit, qui puisse remplir exactement l'indication.

— Or, c'est ce qu'on ne peut attendre d'un infirmier, si exercé qu'il soit, parce qu'il ne peut avoir le moyen de juger les degrés thérapeutiques requis par la maladie; jusqu'à ce qu'on perfectionne l'établissement de ce service, on ne peut guère s'attendre à obtenir du vide tous les avantages qu'il est susceptible de procurer. D'ailleurs, dans un hôpital, il n'y a qu'un seul homme pour mettre les ventouses, et il est impossible qu'il soit à la fois dans toutes les salles, le jour et la nuit. — Voilà la principale cause des inégalités des résultats obtenus par plusieurs médecins honorables, bien que tous aient constaté des effets très-remarquables, qui ne peuvent être obtenus par les autres agents thérapeutiques.

Quoique dans cette pratique, sur laquelle je médite depuis si longtemps, je ne compte pas un seul exemple rebelle à la méthode, tant à Paris que dans plusieurs pays marécageux, je ne me dissimule pas cependant que je ne doive en rencontrer, et j'ai fait pressentir les exceptions dans la définition que j'ai faite du vide. — J'ai dit que le vide est un levier du second genre, et par conséquent un agent physico-organique, dont les effets sont certains toutes les fois que le sang (de la circulation tant générale que capillaire) est susceptible de se déplacer ; en conséquence, ces effets ne peuvent émaner d'un organe dont la cohésion est anormale, telle que celle d'un poumon hépatisé, d'un foie induré, etc., ou bien d'une hypertrophie du tissu cellulaire dans laquelle la graisse s'oppose au déplacement et à l'évacuation du sang par les capillaires mis à nu au moyen de la scarification, ou encore d'un état de relâchement du derme, qui ne permette pas l'application facile du vide. — Dans ce dernier cas, j'ai dû me servir, pour remplir l'indication, de la pompe aspirante armée de sa cloche, parce que cet instrument est propre à donner une grande exactitude au vide.

Je me sens d'autant plus obligé envers MM. les commissaires Bricheteau et Bouillaud, que leur mission présentait plus de difficultés pour l'exécution de la médication. Je ne puis m'empêcher de reconnaître tout le zèle qu'ils ont développé pour obtenir les résultats dont ils ont fait l'exposé dans leur rapport.

Je suis également reconnaissant envers MM. les docteurs Martin-Solon, Grisolle et Lachaise, qui ont bien voulu concourir à l'expérimentation de ma méthode.

Imprimerie de Hennuyer et Cᵉ, rue Lemercier, 24. Batignolles.